Shilendra Hariparsad

Placenta Praevia de grau maior

Shilendra Hariparsad

Placenta Praevia de grau maior

Fiabilidade diagnóstica da ecografia vs. ressonância magnética

ScienciaScripts

Imprint

Cover image: www.ingimage.com

This book is a translation from the original published under ISBN 978-3-659-84289-4.

Publisher:
Sciencia Scripts
is a trademark of
Dodo Books Indian Ocean Ltd. and OmniScriptum S.R.L publishing group

120 High Road, East Finchley, London, N2 9ED, United Kingdom
Str. Armeneasca 28/1, office 1, Chisinau MD-2012, Republic of Moldova, Europe
Printed at: see last page
ISBN: 978-620-7-88959-4

Índice :

RESUMO

Introdução

A hemorragia anteparto é uma das principais causas de morbilidade e mortalidade materna e fetal. Uma das causas mais importantes é a placenta prévia, que está a aumentar com o aumento da incidência de cesarianas e da idade materna avançada. A incidência de invasão placentária anómala aumentou 10 vezes nos últimos 50 anos. A placenta prévia ocorre quando a placenta é inserida no segmento inferior do útero; a placenta prévia maior também ocorre quando a placenta cobre marginalmente ou completamente o orifício interno. A placenta prévia com aderência mórbida (MAPP) pode ser uma complicação obstétrica potencialmente fatal e caracteriza-se pela fixação das vilosidades ao miométrio sem penetrar na espessura do músculo.

Objetivo

O objetivo deste estudo foi examinar os resultados clínicos maternos e fetais associados à placenta prévia aderente mórbida e avaliar a fiabilidade das diferentes modalidades de diagnóstico disponíveis numa instituição médica terciária para o tratamento ideal de doentes com placenta prévia major e PAMP.

Metodologia

Foi efectuado um estudo retrospetivo de cinco anos dos registos médicos de pacientes admitidas no Departamento de Obstetrícia e Ginecologia do Hospital Inkosi Albert Luthuli no período de 2003-2008. Foram seleccionados os registos médicos de doentes com placenta prévia major e foram extraídos e analisados dados sobre o resultado da gravidez, a morbilidade materna e fetal e os resultados do diagnóstico. Os critérios utilizados por esta instituição para diagnosticar e confirmar a PPMM incluíram a perspicácia clínica, os achados ecográficos e de Doppler e as directrizes do RCOG. O diagnóstico de PPMM foi feito através de exame ecográfico e Doppler a cores em conjunto com os resultados da RM.

Resultados

Foram identificados 100 casos de placenta prévia (4,7%), 82% dos quais foram diagnosticados como placenta prévia major (PPM) e incluídos neste estudo. A proporção e a incidência de placenta prévia nesta população selecionada foram de 3,5% e 35 por 1000 partos, respetivamente. Das 82 mulheres com PPMP, 14 [17% (IC95% 9,98-27,33)] tinham uma placenta mórbida aderente (PAM). Nenhuma das características demográficas foi estatisticamente significativa como fator de risco para placentas morbidamente aderentes. Sessenta e seis (81%) dos 82 casos de placenta prévia major resultaram em complicações obstétricas no momento do parto: perda maciça de sangue 12 (14,6%), ligadura bilateral da artéria uterina 9 (11%) e dificuldade de extração do feto 9 (11%). Estas complicações deram origem a 3 (3,7%) histerectomias subtotais e 8 (9,7%) histerectomias totais. 91% (75) das mulheres foram admitidas nos cuidados intensivos e 6% (5) necessitaram de internamento nos cuidados intensivos.

18% (15) necessitaram de uma transfusão de sangue ou de plaquetas. Uma proporção significativamente mais elevada de mulheres com PPAM necessitou de uma transfusão de sangue em comparação com as mulheres sem PPAM ($p = 0,000$). Registou-se uma morte materna (1,2%). Com exceção da dificuldade de extração do feto, todas as complicações enumeradas estavam significativamente relacionadas com a placenta prévia aderente mórbida ($p < 0,05$). Escores de APGAR de 5 minutos mais baixos ($p < 0,04$) e pesos de nascimento mais baixos foram mais frequentemente relatados no grupo MAPP. A cirurgia prévia, particularmente uma cesariana anterior, foi fortemente associada à placenta prévia mórbida ($p=0,078$). A presença de VIH ou de qualquer outra comorbilidade não foi significativamente associada a placenta mórbida aderente ($p=0,5$ e $p=0,1$, respetivamente). [rd]A ecografia no terceiro trimestre identificou corretamente 1 dos 12 casos conhecidos de DAP (sensibilidade de 8%, especificidade de 100%), enquanto a RM foi mais sensível (27%). A RM, no entanto, identificou erradamente 3 casos de DAP não conhecida como DAP (especificidade de 95%).

Conclusão

A placenta prévia aderente mórbida é relativamente comum nesta população sul-africana e está fortemente associada a resultados maternos e perinatais adversos. Os nossos resultados são consistentes com outros estudos locais e internacionais. Recomenda-se que a ecografia, de preferência no início da gravidez, seja combinada com a avaliação dos factores de risco, tais como cirurgia prévia, para estabelecer um plano de tratamento destinado a reduzir a potencial morbilidade e mortalidade materna e fetal.

CAPÍTULO 1 - Revisão da literatura

1.1 INTRODUÇÃO

A placenta prévia é uma complicação obstétrica em que a placenta se fixou na parede uterina, perto ou cobrindo o orifício cervical, a partir da 28ª semana de gestação. Existem quatro tipos de placenta prévia: os dois primeiros são considerados placentas menores e os outros dois são considerados placentas maiores. [1]A placenta prévia major pode ser classificada da seguinte forma: (a) a placenta cobre o orifício interno de forma assimétrica ou marginal e (b) a placenta cobre completamente o orifício.

[2]A placenta prévia complica aproximadamente 0,3 a 0,5% dos partos e está associada a uma taxa de mortalidade materna de 0,03% . Ainda não foi identificada nenhuma causa específica para a placenta prévia, mas os factores de risco incluem: vascularização anormal do endométrio causada por cicatrização ou atrofia devido a traumatismo, cirurgia ou infeção, idade materna avançada, multiparidade, gravidez anterior com placenta prévia; foi registada uma taxa de recorrência de 4-8%, gravidez múltipla, tabagismo, consumo de cocaína durante a gravidez.

As placentas com aderência mórbida podem ser classificadas como placenta acreta, increta ou percreta, dependendo da profundidade da invasão placentária.

A maioria das mortes maternas está relacionada com a hemorragia uterina e a complicação da coagulopatia intravascular disseminada. Pensa-se que a hemorragia pós-parto, possivelmente devido a uma oclusão inadequada dos seios do segmento inferior após o parto, ocorre quando os seios do leito placentário são rasgados. A sépsis pós-parto, secundária a uma infeção ascendente do leito cru da placenta, também pode ocorrer. A placenta acreta ocorre em até 15% das mulheres com placenta prévia. [3]Em 2004, Wu et al relataram uma incidência de 1 em 533 partos. [4]Usta et al registaram uma taxa de 6,3% de placenta acreta com placenta prévia.

As consequências para o feto incluem o nascimento prematuro, o atraso do crescimento intrauterino, pontuações baixas de APGAR, síndrome de dificuldade respiratória, anemia e malformações congénitas. [5]Cotton et al registaram uma mortalidade perinatal de 100% em gestações inferiores a 27 semanas; 19,7% entre 27 e 32 semanas; 6,4% entre 33 e 36 semanas; 2,6% após as 36 semanas. Nos últimos anos, a melhoria dos cuidados neonatais e o tratamento conservador melhoraram estes números. O atraso do crescimento intrauterino pode ocorrer em 16% dos casos; a incidência é mais elevada nas mulheres que tiveram vários episódios de hemorragia anteparto. A incidência de malformações duplica nas mulheres com placenta prévia; as mais comuns são as do sistema nervoso central, do sistema cardiovascular, do sistema respiratório e do sistema gastrointestinal. [6]Outras consequências potenciais para o feto incluem complicações do cordão umbilical, como compressão e prolapso, má apresentação, anemia fetal e morte intra-uterina inesperada.

1.2 FISIOPATOLOGIA

A placenta prévia com aderência mórbida (PPAM) é uma condição obstétrica que requer uma abordagem multidisciplinar. Existem três formas, que se distinguem pela profundidade de penetração. A mais comum é a fixação das vilosidades ao miométrio, que não penetra na espessura do músculo. [7]Trata-se da placenta acreta, que representa cerca de 75 a 78% dos casos. Quando a placenta invade o miométrio, dá-se o nome de placenta increta. A placenta percreta refere-se a uma placenta que invadiu o miométrio e a serosa, estendendo-se por vezes até aos órgãos adjacentes, como a bexiga.

1.3 DIAGNÓSTICO

Apesar da identificação de factores de risco obstétrico, o diagnóstico é frequentemente feito no momento do parto. Os recentes progressos da biologia poderiam permitir o rastreio pré-natal da placenta acreta através da identificação de marcadores biológicos no sangue materno, nomeadamente o ADN livre de células, o ARNm placentário e os microarrays de ADN. Foram avançadas várias hipóteses para explicar a presença e a origem do ADN fetal no sangue materno. O aumento do ADN fetal livre de células no sangue materno ocorre após a invasão dos trofoblastos no músculo uterino. [8]No seu estudo, Sekizawa et al observaram uma concentração mais elevada de ADN fetal no grupo da placenta prévia do que na população de controlo. Este achado é um marcador promissor de placentação e implantação anormais. A descoberta de ARNm de origem placentária no soro do plasma materno oferece a possibilidade de disfunção placentária. Este teste é efectuado após o parto e dá uma indicação da presença de tecido placentário no útero. Estas tecnologias promissoras podem detetar a presença de anomalias e deverão desempenhar um papel futuro no desenvolvimento de uma melhor compreensão da invasão placentária.

Níveis anormais de marcadores bioquímicos, como a alfa-feta-proteína (AFP) e a creatinina quinase (CK), também têm sido associados à MAPP. [9]O'Brian et al relataram uma associação entre níveis elevados de AFP e a extensão da invasão ectópica do miométrio. Na ausência de anomalias fetais, um nível elevado e inexplicável de AFP no soro materno pode sugerir a presença de placenta percreta. Foi proposto que a anormalidade da interface placenta-uterino em mulheres com placenta acreta leva ao extravasamento da alfa-fetoproteína fetal para a circulação materna. Este facto leva a níveis elevados de alfa-fetoproteína no soro materno (MSAFP). Kupferminc examinou 44 casos de mulheres que tinham sido submetidas a histerectomia por cesariana. [10]Verificaram que 9/20 (45%) dos casos de placenta acreta tinham níveis elevados de alfa-fetoproteína sérica materna, enquanto os controlos tinham todos níveis normais. [11]Este achado também foi observado por Zelup et al. O seu estudo mostrou níveis elevados de MSAFP no segundo trimestre em 45% de 11 mulheres com placenta acreta, enquanto nenhum dos controlos com placenta prévia sem MAPP tinha níveis elevados de MSAFP . Estes pequenos estudos sugerem que as mulheres com níveis elevados de MSAFP sem qualquer outra causa óbvia devem desencadear um elevado índice de suspeita de uma placenta mórbida aderente.

A imagiologia por ultra-sons é popular devido ao seu baixo custo e facilidade de acesso. É amplamente utilizada para detetar a localização da placenta e o seu potencial desenvolvimento anormal. Está associada a uma elevada sensibilidade e especificidade para o diagnóstico de placenta prévia com aderência mórbida (MAPP) quando são utilizados critérios específicos definidos para o diagnóstico. A ultrassonografia padrão tem tradicionalmente desempenhado um papel dominante no diagnóstico da placenta invasiva. [12]Comstock et al demonstraram que o diagnóstico de placenta acreta pode ser efectuado numa idade gestacional mais precoce. Várias características ecográficas foram documentadas como estando associadas a um maior risco de DAP. Estas incluem a presença de lacunas placentárias, espessura do miométrio, perda de espaço livre entre a placenta e o miométrio e anomalias da interface bexiga-miométrio. Comstock et al. analisaram a sensibilidade e especificidade de cada critério específico associado à placenta acreta. Os critérios avaliados foram a obliteração de espaços livres, a visualização de lacunas placentárias e a interpretação da interface posterior da parede vesical-uterina. As respectivas sensibilidades foram de 57%, 78,6% e 21,4%. A presença de lacunas teve o maior valor preditivo positivo (93%) para placenta acreta. A utilização do Doppler a cores melhorou os resultados da ecografia em escala de cinzentos, uma vez que descreve a anatomia vascular local dentro do útero e órgãos associados. Pode suspeitar-se de placenta acreta se houver aumento da vascularização na interface placenta-miométrio.

O recente desenvolvimento da ecografia 3D e agora 4D com vistas multiplanares permite o estudo da anatomia vascular, o que deverá melhorar a capacidade de diagnosticar a placenta invasiva. A ecografia pode ser limitada na deteção das anomalias de implantação mais graves, particularmente na sua capacidade de avaliar o grau de envolvimento ectópico na placenta percreta. O grau de invasividade irá alterar o plano de tratamento; graças ao seu melhor contraste inerente, a ecografia é capaz de realçar esta caraterística.

A RM da placenta fornece uma descrição morfológica, bem como informações topográficas recentemente demonstradas, que se destinam a otimizar o diagnóstico e o tratamento cirúrgico. A RM placentária complementa e por vezes rivaliza com a ecografia (u/s) na imagiologia placentária. Pode realçar as estruturas pélvicas maternas, localizar o local de implantação da placenta e detetar a presença de diferentes formas de placenta acreta. Alguns autores encontraram apenas uma vantagem modesta para a RM, uma vez que esta foi associada a uma baixa sensibilidade para o diagnóstico de PAMP. [13]Palacios et al. relataram, num estudo de quinze pacientes com alto risco de placenta acreta, uma forte correlação entre os estudos de RM e os resultados cirúrgicos. Foi observado que o contraste de gadolínio melhora a identificação da placenta acreta. Restrição da utilização da RM

A utilização da RM em doentes com elevado risco de placentação anormal pode aumentar a sensibilidade e a especificidade da RM. A principal preocupação do obstetra é obter um diagnóstico preciso para uma gestão optimizada. Num estudo de 300 casos de placenta acrescida (PA), Palacios e Bruno utilizaram uma descrição topográfica da invasão placentária em vez da avaliação morfológica padrão. A invasão placentária é dividida em duas secções delimitadas pelo eixo superior da bexiga e a secção do útero, bem como o nível de invasão, que é classificado em três graus. Esta estratégia mostra uma exatidão de 97,6% na previsão da AP com um baixo número de falsos positivos e de casos negativos.

[14]Em 2005, Ngambu e Moodley realizaram um estudo prospetivo para avaliar a sensibilidade e a especificidade da ecografia em escala de cinzentos e do Doppler a cores no diagnóstico de placenta prévia mórbida. Foram recolhidos 30 casos e verificou-se que o Doppler a cores era mais específico do que a RM no diagnóstico de placenta mórbida aderente. O Doppler teve um valor preditivo negativo de 95% e três casos de PAMP foram identificados por c/s.

As taxas de placenta prévia mórbida aumentaram nas últimas duas décadas, principalmente por razões como o aumento das taxas de cesariana; uma única cesariana aumenta o risco em 0,65%, 3 em 2,2% e 4 ou mais em 10%, o aumento da idade materna da gravidez e o aumento das interrupções da gravidez. A taxa de cesarianas registada nos Estados Unidos aumentou drasticamente, de 4,5% em 1965 para 26,1% em 2002. Ainda mais preocupante é o facto de a incidência de placenta acreta ter também aumentado a um ritmo alarmante, de menos de 1 em 30.000 na década de 1930 para 1 em 2.500 na década de 1980. O diagnóstico e o planeamento pré-natal podem ajudar a reduzir a mortalidade e a morbilidade. Por conseguinte, é essencial comparar a ecografia e o Doppler a cores com a RMN como instrumentos de diagnóstico da placenta prévia com aderência mórbida.

A ecografia e a ressonância magnética continuarão a ser as principais técnicas de imagiologia utilizadas para a fisiologia placentária e o desenvolvimento fetal. Estão atualmente a ser testadas várias novas tecnologias, que irão melhorar ainda mais a imagiologia: agentes de contraste para a ecografia e várias extensões para a RM.

TITLE:RESULTADOS E FIABILIDADE DOS PROCEDIMENTOS DE DIAGNÓSTICO PARA A DOENÇA DE ALZHEIMER E PERTURBAÇÕES RELACIONADAS.

PLACENTA MÓRBIDA ADERENTE ASSOCIADA A PLACENTA PRÉVIA IMPORTANTE.

OBJECTIVO PRINCIPAL

Examinar a fiabilidade diagnóstica das modalidades de imagiologia e avaliar os resultados do tratamento disponível numa instituição médica terciária (Inkosi Albert Luthuli Central Hospital) para doentes com placenta prévia major e placenta prévia mórbida aderente (MAPP).

OBJECTIVOS SECUNDÁRIOS

1. Determinar a prevalência de DAP durante um período de 5 anos no Hospital Central Inkosi Albert Luthuli.
2. Descrever os resultados clínicos maternos e fetais associados à MAPP.
3. Descrever os potenciais factores de risco demográficos e clínicos para a DAP na população local.

CAPÍTULO 2 - MÉTODOS

CONCEPÇÃO DO ESTUDO :

Trata-se de um estudo analítico retrospetivo baseado numa revisão dos registos médicos dos doentes.

MÉTODOS

DIRECÇÃO :

Foram revistos os registos hospitalares de todos os casos confirmados de placenta major no período de 01/01/2003 a 31/12/2008 no Departamento de Obstetrícia e Ginecologia de um centro de referência especializado, o Inkosi Albert Luthuli Central Hospital (IALCH), em Durban, Kwa Zulu Natal, África do Sul. O IALCH é o principal centro de referência para doentes obstétricas de alto risco na província. Por este motivo, a maioria das doentes com placenta prévia major em Kwa-Zulu Natal são encaminhadas para este centro para um diagnóstico e tratamento optimizados. Os critérios de admissão são selectivos neste instituto de referência.

RECOLHA E ANÁLISE DE DADOS :

Todos os casos de placenta prévia no período de 01/01/2003 a 31/12/2008 foram identificados a partir do registo de admissões da maternidade. A informação foi extraída dos registos médicos relevantes numa base de dados eletrónica (Medicom). A informação demográfica, clínica, diagnóstica, processual e de gestão foi extraída tal como apresentada no formulário estruturado (Anexo 1). Não foram utilizados identificadores de doentes na folha de dados. Os dados extraídos foram importados para uma base de dados Excel para posterior análise estatística.

Análise estatística :

O programa Stata versão 10 (StataCorp, Texas, EUA) foi utilizado para analisar os dados. Os factores de risco categóricos para placenta prévia com aderência mórbida (PPAG) foram avaliados utilizando o teste do qui-quadrado de Pearson em toda a amostra. Um valor de $p < 0,05$ foi considerado estatisticamente significativo. Além disso, o qui-quadrado de Pearson foi utilizado para comparar a sensibilidade e a especificidade dos instrumentos de diagnóstico.

Foram utilizados valores preditivos positivos e negativos para determinar a fiabilidade global.

APROVAÇÕES REGULAMENTARES

Foi obtida a aprovação hospitalar do IALCH e do Comité de Estudos de Pós-Graduação da Universidade de Kwa-Zulu Natal (UKZN) e a aprovação ética foi obtida do Comité de Investigação Biomédica do UKZN.

CAPÍTULO 3 - RESULTADOS

Entre 1 de janeiro de 2003 e 31 de dezembro de 2008, foram realizados 2.849 partos no IALCH. Destes, 722 (25,3%) foram partos vaginais e 2.127 (74,7%) foram cesarianas. Foram identificados 100 casos de placenta prévia (3,5%), dos quais 82 (82%) foram diagnosticados como placenta prévia major (PPM) e incluídos neste estudo (Figura 1). Os 18 casos restantes foram diagnosticados como placenta prévia menor sem aderências mórbidas e foram excluídos da análise dos dados. A proporção e a incidência de placenta prévia nesta população selecionada foram de 3,5% e 35 por 1000 partos, respetivamente. Das 82 mulheres com PPMM, 14 [17% (IC95% 9,9827,33)] tinham aderência placentária mórbida (MAP). A prevalência de MAP em todas as mulheres com placenta prévia foi de 14%.

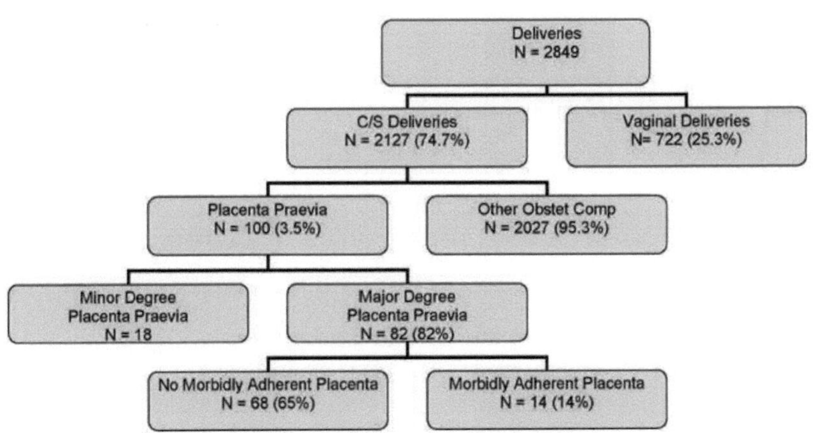

Figura 1: Perfil clínico da população estudada no IALCH

	NÃO MAPP	MAPP	TOTAL	p Valor
Raça africana	62 (84.9%)	11 (15.1%)	73 (86.9%)	0.160*
Branco	2 (100%)	0	2 (2.4%)	
Colorido	1 (50%)	1 (50%)	2 (2.4%)	
Indiano	2 (50%)	2 (50%)	4 (4.8%)	
IDADE				
Média+SD	31.6+6.4	31.3+7.1	31.5+6.5	0.875**
<35 anos	47 (69.2%)	8 (56.9%)	55 (67.1%)	OU 1,68 (95%CI 0,45 6.27) (p =0.53)
> 35 anos	21 (30.8%)	6 (42.8%)	27 (32.9%)	
PARIDADE				
Média+SD	1.7+1.5	1.7+1.3	1.7+1.5	0.781***

*Qui-quadrado de Pearson **teste de igualdade de médias ***teste bicaudal de Mann-Whitney

Quadro I: Características demográficas da população em estudo

A Tabela I apresenta as características demográficas da população estudada. A maioria das pacientes do grupo MAPP era africana. No entanto, é de notar que a maioria das pacientes consultadas no departamento de obstetrícia do IALCH eram africanas. A idade média das pacientes era de 31 anos; 33% das mulheres tinham mais de 35 anos. Quarenta e três por cento das mulheres do grupo com

PAM tinham mais de 35 anos, em comparação com 31% do grupo sem PAM (p=0,53 - teste exato de Fisher). A paridade média das mulheres no estudo foi de 2. Nenhuma das características demográficas foi estatisticamente significativa como fator de risco para placentas com aderência mórbida.

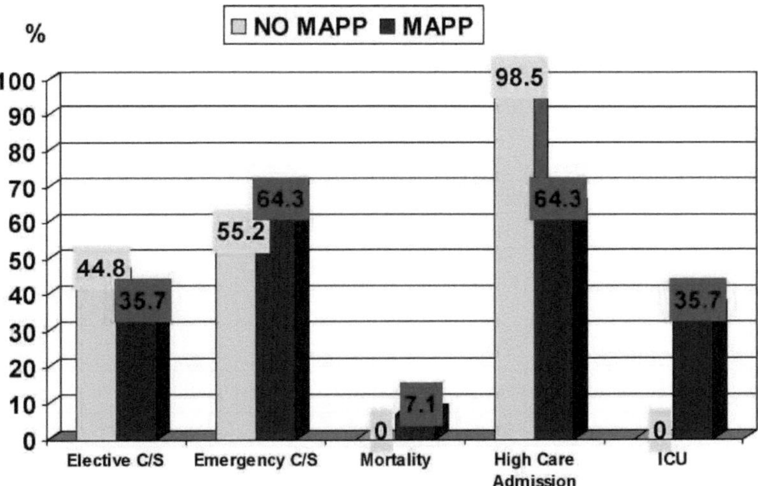

Figura 1: Modo de parto e resultado do parto em associação com mulheres mórbidas. Placenta prévia aderente

A maioria (56%) das pacientes teve parto por cesariana de emergência, e a taxa de cesariana de emergência não diferiu significativamente entre pacientes com e sem DAP (p = 0,570) (Figura 1).

	NÃO MAPP	MAPP	TOTAL	p Valor
Método de entrega				0.570*
A sua escolha	30 (85.7%)	5 (14.3%)	35 (42.7%)	
Emergência	37 (80.4%)	9 (19.6%)	46 (56.1%)	
Duração da C/S				0.000**
<1hr	63 (95.5%)	3 (4.5%)	66 (80.5%)	
1 a 2 horas	1 (50%)	1 (50%)	2 (2.4%)	
2-3 horas	1 (9.1%)	10 (90.9%)	11 (13.4%)	
>3 horas	1 (100%)	0 (0%)	1 (1.2%)	
Complicações durante a cirurgia				
Filiação	5 (55.6%)	4 (44.4%)	9 (11%)	0.042*
Dificuldade em extrair o feto	6 (66.7%)	3 (33.3%)	9 (11%)	0.178*
Perda maciça de sangue	1 (8.3%)	11 (91.7%)	12 (14,6%)	0.000*
Bilat Uter Art Ligat	0 (0%)	9 (100%)	9 (11%)	0.000*
Histerectomia subtotal	0 (0%)	3 (100%)	3 (3,7%)	0.004*
Histerectomia abdominal total	0	8 (100%)	8 (9,8%)	0.000*
Resultados após a esterilização				
Morte materna	0 (0%)	1 (100%)	1 (1,2%)	0.171*
Admissão nos cuidados intensivos	66 (88%)	9 (12%)	75 (91,5%)	0.001*
Admissão nos cuidados intensivos	0 (0%)	5 (100%)	5 (6,1%)	0.000*

Transfusão				
O sangue	3 (21.4%)	11 (78.6%)	14 (17%)	0.000*
Inserções	0 (0%)	1 (100%)	1 (1.2%)	-
Não	**65 (97%)**	**2 (2.9%)**	**67 (81.7%)**	

*Teste do qui-quadrado exato de Fisher
**Qui-quadrado de Pearson

Tabela II: Resultados do parto associados à placenta aderente mórbida em mulheres adultas

Grau de Placenta Praevia

A Tabela II ilustra os resultados do parto associados à DAP nesta população de estudo. Oitenta por cento das cesarianas foram concluídas em menos de uma hora, mas 91% das pacientes com DAP foram submetidas a procedimentos mais longos (2-3 horas) (p=0,000). Sessenta e seis (81%) dos 82 casos de placenta prévia major resultaram em complicações obstétricas no parto. Estas incluíram dificuldades na extração do feto (11%), perda maciça de sangue (14,6%) e ligadura bilateral da artéria uterina (11%). Três (3,7%) e 8 (9,7%) mulheres foram submetidas a histerectomia subtotal e total, respetivamente. Setenta e cinco (91%) das mulheres foram admitidas em cuidados intensivos e 5 (6%) necessitaram de internamento em cuidados intensivos. Registou-se uma morte materna (1,2%). A doente que morreu tinha PADP e sofreu uma perda maciça de sangue na sala de operações durante a histerectomia abdominal total, tendo sido levada para os cuidados intensivos devido a uma acidose metabólica grave. Morreu mais tarde nessa noite.

Com exceção da dificuldade de extração do feto, todas as complicações enumeradas estavam significativamente relacionadas com a placenta prévia mórbida aderente ($p < 0,05$). Quinze mulheres (18%) necessitaram de transfusão de sangue ou plaquetas, sendo que a proporção de mulheres com PPAG que necessitaram de transfusão de sangue foi significativamente superior à das mulheres sem PPAG ($p = 0,000$).

	NÃO MAPP	MAPP	TOTAL	p Valor
Resultados da entrega				0.446*
Vivant	66 (83.5%)	13 (16.5%)	79	
FSB	2 (66.7%)	1 (33.3%)	3	
Apgar (Média+SD)				
1 minuto	7.34+1.55	6.43+2.34	7.18+1.7	0.076**
5 min	8.54+1.6	7.79+2.4	8.4+1.8	0.044**
Peso à nascença (média+DP)	2.49+0.59	2.29+0.61	2.45+0.59	0.275**

**Quadrado de Pearson ** Teste de Mann-Whitney bicaudal*

Tabela III: Resultados do recém-nascido associados a uma placenta morbidamente aderente em placenta prévia major

Houve 79 nascidos vivos e 3 (3,6%) natimortos nesta população de estudo. Os resultados fetais como estratificação de risco para DAP, apresentados na Tabela III, mostraram escores de 5 min-APGAR significativamente mais baixos ($p<0,04$) e pesos de nascimento mais baixos no grupo DAP.

	NÃO MAPP	MAPP	TOTAL	p Valor
Cirurgia anterior				0.078*
Laparotomia	3 (100%)	0 (0%)	3 (3.7%)	
C/S x 1	11 (68.7%)	5 (35.7%)	16 (19.5%)	
C/S x 2	5 (83.3%)	1 (16.7%)	6 (7.3%)	
C/S x 3+	0 (0%)	1 (100%)	1 (1.2%)	
Curetagem	10 (100%)	0 (0%)	10 (12.2%)	
Co-morbilidades associadas				0.122*
Diabetes mellitus	0 (0%)	1 (100%)	1 (1.2%)	
Hipertensão	3 (60%)	2 (40%)	5 (6.1%)	
Pré-eclâmpsia	3 (100%)	0 (0%)	3 (3.7%)	
Fumar	2 (100%)	0 (0%)	2 (2.4%)	
Multiparidade de avós	4 (100%)	0 (0%)	4 (4.9%)	
Estado de VIH				0.526**
Negativo	46 (82.1%)	10 (17.9%)	56 (68.3%)	
Positivo	22 (84.6%)	4 (15.4%)	26 (31.7%)	

**Qui-quadrado de Pearson*

***Teste do qui-quadrado exato de Fisher*

Tabela IV: Factores de risco clínicos associados à adesão placentária mórbida em mulheres grávidas.

Grau maior Placenta Praevia

A Tabela IV evidencia os factores clínicos de risco associados à DAP, nomeadamente cirurgias prévias, co-morbilidades associadas e estatuto VIH. A análise estatística do qui-quadrado de Pearson revelou uma tendência para a significância estatística (p=0,078) para as intervenções cirúrgicas prévias, nomeadamente cesarianas, como fator de risco para a DPP. Trinta e um por cento (n=26) das mulheres com placenta prévia major estavam também infectadas pelo VIH. A presença de VIH ou de qualquer outra comorbilidade não foi significativamente associada à placenta mórbida aderente (p=0,5 e p=0,1, respetivamente).

Nenhum dos clientes deste estudo foi tratado com metotrexato. Este não faz parte do protocolo de tratamento seguido no IALCH. A utilização de antibióticos intravenosos foi clinicamente significativa, uma vez que apenas dois doentes desenvolveram sépsis local na ferida. Os antibióticos utilizados foram o augmentin e o flagyl.

	Direto Observação	**Ultrassom (n=79)**	**RMN (n=73)**
MAPP	14	1/12	3/11
NÃO MAPP	68	67/67	59/62
Sensibilidade	NA	8% (IC 95% 0-40%)	27% (IC95% 7-61)
Específico	NA	100% (IC95% 93-100)	95% (IC95% 86-99)
Valor preditivo positivo	NA	100% (IC95% 50-89)	50% (IC95% 14-86)
Valor preditivo negativo	NA	86% (IC95% 76-92)	88% (IC95% 77-94)

Precisão	NA	86% (IC95% 76-93)	85% (IC95% 74-92)

Tabela V: Sensibilidade, especificidade, valores preditivos positivos e negativos da RM em comparação com a U/S na deteção de PAMP.

Nota: Todos os IC de 95% para a sensibilidade, especificidade, VPP e VPN se sobrepõem para a RM e a US, pelo que não existem diferenças significativas entre estes dois métodos.

Das 82 candidatas do estudo com placenta prévia major, 73 (89%) fizeram RM e 79 (96%) fizeram ecografia. As placentas com aderência mórbida foram identificadas na cesariana. A aderência mórbida foi confirmada por histologia em todos os casos.

Deteção ultra-sónica

rdEntre as 79 pacientes que realizaram ultrassom no terceiro trimestre, 1 dos 12 casos conhecidos de MAP foi identificado no período pré-natal (sensibilidade de 8%) e nenhum dos 67 casos de não-PAM foi falsamente identificado (especificidade de 100%).

Deteção por RMN

rdEntre as 73 pacientes que também foram submetidas a RM no terceiro trimestre, 3 dos 11 casos conhecidos de DAP foram identificados no período pré-natal (sensibilidade de 27%) e 3 dos 62 casos de não-DAP foram falsamente identificados (especificidade de 95%).

CAPÍTULO 4 - DEBATE

Entre os 2849 partos efectuados neste estabelecimento médico de referência, foram identificados cem casos (3,5%) de placenta prévia. Nesta análise retrospetiva dos registos de 82 pacientes com placenta prévia major, 14 (17%) pacientes tinham placenta prévia morbidamente aderente (MAPP). Apesar de não ser estatisticamente significativo, 43% das mulheres com PAMP tinham mais de 35 anos de idade, em comparação com 31% no grupo sem placenta prévia morbidamente aderente ($p=0,53$). A maioria das pacientes (91%) com DPPB foi submetida a um procedimento de parto cirúrgico mais longo (2-3 horas) ($p<0,0001$). Uma proporção significativamente mais elevada de doentes com DPPD teve complicações obstétricas durante o parto, nomeadamente aderências placentárias, perda maciça de sangue e ligadura bilateral da artéria uterina, resultando em histerectomias abdominais subtotais ou totais ($p<0,001$). Mais pacientes do grupo MAPP necessitaram de transfusões de sangue ou plaquetas ($p<0,001$).

Em apoio aos nossos resultados, Mehboob et al (2003), no seu estudo sobre os resultados fetais em doentes com placenta prévia major, concluíram que as complicações e os resultados neonatais eram piores e estavam associados a taxas mais elevadas de morbilidade e mortalidade perinatais. [15]Outras complicações incluíam o nascimento prematuro, baixos valores de APGAR, síndrome de dificuldade respiratória, anemia e anomalias congénitas.

Oyelese e Smulian (2006) também encontraram um aumento no nascimento pré-termo e na morbidade e mortalidade perinatal na população estudada. [16]Encontraram também taxas mais elevadas de anomalias congénitas em mulheres com placenta prévia major.

Mehboob et al (2003) mostraram que os bebés nascidos depois de as mães terem sido pré-diagnosticadas e geridas de forma óptima em termos de cuidados pré-natais e administração de esteróides para a maturidade pulmonar, e encaminhados para estabelecimentos com instalações anestésicas, cirúrgicas e neonatais de qualidade superior, tiveram melhores pontuações de APGAR, uma menor prevalência de síndroma de dificuldade respiratória e de anemia, e melhores resultados fetais globais.[17] .

[18]Imudia et al (2009), no seu estudo de 17 anos, mostraram que a adesão placentária anormal foi a indicação para histerectomia em 51% das pacientes. Concluíram que a PAMP substituiu a atonia uterina como principal indicação para histerectomia de emergência. O nosso estudo confirmou este facto. Mostraram também que o diagnóstico e a suspeita precoces estavam associados a uma taxa de morbilidade significativamente reduzida.
Esta análise retrospetiva mostrou significância estatística para complicações cirúrgicas em pacientes com BPPD. As pacientes com BPPD tinham mais aderências e maior perda de sangue. A maioria das doentes com DPPD foi submetida a desvascularização sistemática, histerectomia subtotal e histerectomia abdominal total. Também necessitaram de internamento em cuidados intensivos e foram submetidas a transfusões de sangue e plaquetas.

Registou-se uma morte materna no nosso estudo. Tratava-se de uma doente que sofria de MAPP com perda maciça de sangue durante a cirurgia, necessitando de TAH e de internamento nos cuidados intensivos devido a acidose metabólica grave. Ela morreu dentro de 24 horas nos cuidados intensivos. O nosso estudo demonstrou que os doentes com DAP permaneceram no bloco operatório durante períodos significativamente mais longos, salientando as complicações encontradas nestes doentes durante a operação.

[19]Os factores de risco associados à placenta prévia identificados noutros estudos incluem uma história de cesariana, interrupção da gravidez, cirurgia uterina, tabagismo, idade materna avançada, multiparidade, cocaína e gravidez múltipla. [20]A probabilidade de placenta prévia aumenta com o número de cesarianas anteriores e a paridade, com o risco relativo de placenta prévia a aumentar de 4,5 em mulheres com uma cesariana anterior para 44,9 em mulheres com quatro cesarianas anteriores . Este fator de risco de cirurgia prévia para o desenvolvimento de placenta prévia mostrou uma tendência para a significância estatística no nosso estudo.

A cirurgia prévia e a idade materna avançada (>35 anos) são factores de risco prováveis para a DAP. [21]Em concordância com os nossos resultados, outros estudos mostraram que a idade materna avançada estava significativamente correlacionada com a anomalia placentária; o risco de morbilidade da DAP aumentava 14% por cada ano para além da idade de vinte anos. [22]Também foi demonstrado que o risco de placenta acreta varia de 2% em mulheres com menos de 35 anos que nunca tiveram uma cesariana a 39% em mulheres com mais de 35 anos que tiveram várias cesarianas. [23]Na sua análise de 20 anos, Wu et.al (2005) mostraram que, com duas ou mais cesarianas, o risco de placenta acreta era multiplicado por 8 e o risco de placenta prévia por 51 .
Co-morbilidades como a diabetes mellitus, a hipertensão e a pré-eclâmpsia, embora presentes em 1-6% das pacientes com placentas major no nosso estudo, não foram provavelmente factores de risco para a placenta prévia com aderência mórbida. A infeção pelo VIH, presente em 32% da população estudada, também não foi um fator de risco para a PAMP.

O nosso estudo mostrou que a ecografia tem uma especificidade de 100% e um valor preditivo negativo de 86% no diagnóstico de placenta prévia com aderência mórbida. Também demonstrou que a RM teve uma sensibilidade de 27%, bem superior à da ecografia, que foi de 8%. Isto pode ser atribuído ao facto de todas as RM e ecografias terem sido realizadas no terceiro trimestre. [14]Moodley e Ngambu , num estudo prospetivo local de 30 casos de placenta prévia em 2004, mostraram que o Doppler a cores era mais específico do que a RM no diagnóstico de DAP. O Doppler teve um valor preditivo negativo de 95%. A ultrassonografia provou ser muito útil para localizar a placenta em pacientes com placenta prévia. Estima-se que a exatidão do diagnóstico seja superior a 90%. Foram observados falsos negativos em 3-6% dos casos. Os seguintes factores foram identificados como potenciais causas de erro:

a) Uma bexiga demasiado distendida resulta na compressão do segmento inferior do útero e numa tendência para o útero se deslocar para trás.
b) O estreitamento da artéria uterina ocorre quando o movimento da parede posterior é limitado pelo sacro ósseo. Consequentemente, se a placenta se estender para o segmento inferior, pode ser comprimida contra ambas as paredes uterinas e dar a falsa impressão de placenta prévia, uma vez que preenche completamente todo o segmento inferior.
c) As contracções miometriais, a espessura da placenta, o apagamento do colo do útero e os coágulos de sangue extra-amniótico resultantes da separação da placenta prévia podem dar uma falsa impressão de placenta prévia.
d) A placenta prévia posterior é difícil de visualizar por ecografia.

A RM é uma modalidade de imagem que não depende do operador. O local da placenta é determinado com exatidão, assim como a sua relação com o bordo inferior e o orifício interno do colo do útero. [24]Powell et al (1980), num estudo publicado com 28 doentes, referiram que a RM era mais precisa e superior à ecografia no terceiro trimestre de gravidez para o diagnóstico de placenta prévia. Este facto teve um impacto no tratamento obstétrico destas doentes e evitou cesarianas desnecessárias. Um estudo mais alargado realizado em Nottingham, que envolveu 80 doentes, também realçou os benefícios da RMN.[25] Neste estudo, foram evitadas cinco operações desnecessárias e 15 doentes tiveram alta hospitalar após um internamento prolongado. O nosso estudo mostrou que a RM tinha uma sensibilidade de 27% e uma especificidade de 95%.

A ecografia transperineal é uma técnica alternativa para visualizar o segmento inferior do útero e o colo do útero. O orifício cervical interno e o bordo inferior da placenta podem ser visualizados com precisão. [26]Hertzberg e colaboradores encontraram um valor preditivo positivo de 90% e um valor preditivo negativo de 100% para o diagnóstico de placenta prévia.

[27]A tomografia computadorizada endovaginal mostrou um valor preditivo positivo de 93% para placenta prévia. Este exame não agravou a hemorragia vaginal. A possibilidade teórica de deslocar coágulos e provocar uma hemorragia significativa limitou a utilização deste exame.

[28]Armstrong et al (2004) acreditam que a base do tratamento tradicional é a histerectomia abdominal e que a sua realização imediata demonstrou reduzir adequadamente a mortalidade materna. No entanto, é frequentemente adiada porque é considerada um procedimento difícil durante o parto. A elevada taxa de complicações é também significativa. Este procedimento cirúrgico põe fim à fertilidade da mulher. Este facto pode ter consequências psicológicas devastadoras. O tratamento conservador, nas circunstâncias correctas, é o primeiro passo para preservar a fertilidade. A chave para uma intervenção não cirúrgica bem sucedida reside, em grande parte, no diagnóstico precoce e na suspeita de placenta acreta, de modo a que se possam planear estratégias de tratamento. Os principais elementos de uma gestão conservadora bem sucedida são: a) deixar a placenta intacta, b) antibióticos profilácticos e ocitócicos, c) metotrexato

e d) remoção da placenta a intervalos regulares e outras estratégias.

O tratamento ótimo da DAP, tal como demonstrado por numerosas revisões da literatura e estudos, é necessário para garantir resultados favoráveis tanto para a mãe como para o recém-nascido. O rastreio da DAP pode ser melhorado através da utilização de uma combinação de técnicas de diagnóstico para reduzir a morbilidade.

Existe um risco acrescido de sépsis puerperal e de hemorragia pós-parto, uma vez que o segmento inferior ao qual a placenta estava ligada se contrai mal após o parto. Por esta razão, todas as pacientes deste estudo foram cobertas com antibióticos e infusões de ocitocina. A infusão de ocitocina foi mantida durante 24 horas e a terapêutica antibiótica durante 3 dias com Augmentin e Gentamicina. Registaram-se apenas 2 casos de sepsia da ferida local.

Pequenos estudos sugeriram um benefício da terapia tocolítica. [29]Sharma et al verificaram um prolongamento significativo da gravidez e um maior peso à nascença em mulheres tratadas com tocolíticos. [30]Besinger e colegas, num estudo retrospetivo, também descobriram que a utilização de sulfato de magnésio intravenoso e/ou terbutalina oral ou subcutânea em doentes que tinham dado à luz prematuramente com placenta prévia estava associada a um maior prolongamento da gravidez e a pesos mais elevados à nascença do que em mulheres não tratadas. Como a prematuridade é a principal causa de morbilidade e mortalidade perinatal associada à placenta prévia, é desejável prolongar a gestação enquanto for seguro. Por conseguinte, antes das 32 semanas de gestação, em doentes com hemorragia vaginal ligeira a moderada e na ausência de qualquer risco para a mãe ou para o feto, as doentes devem ser tratadas de forma agressiva com transfusões de sangue em vez de parto pré-termo.

Arias et al aleatorizaram 25 mulheres admitidas com placenta prévia sintomática às 24-30 semanas de gestação entre cerclagem e não cerclagem. Aquando do parto, o peso médio ao nascer e a idade gestacional foram superiores no grupo da cerclagem. [31]Também se registaram menos complicações neonatais neste grupo. [32]No entanto, num estudo subsequente, Cubo et al. aleatorizaram 39 mulheres com placenta prévia às 24-30 semanas de gestação entre cerclagem e não cerclagem e não encontraram diferenças estatisticamente significativas na idade gestacional do parto, duração da gravidez ou quantidade de perda de sangue entre os dois grupos. Devido à falta de dados suficientes, a cerclagem não deve ser utilizada para o tratamento da placenta prévia.

A abordagem conservadora foi descrita pela primeira vez por Arulkumaran e colegas em 198 633. Foi administrado metotrexato sistémico 50 mg por infusão intravenosa em dias alternados e a massa placentária foi expelida no 11° dia pós-natal. Esta opção de tratamento é uma alternativa aceitável e fiável à cirurgia radical, particularmente quando se pretende uma fertilidade futura. O metotrexato, um antagonista do folato, tem sido proposto como um tratamento conservador para a placenta acreta. O metotrexato actua principalmente contra células que se dividem rapidamente e é, portanto, eficaz contra o trofoblasto em proliferação. No entanto, mais recentemente, outros argumentaram que, após o nascimento do feto, a placenta deixa de se dividir e, por conseguinte, o metotrexato não tem qualquer utilidade. Mussalli e colegas relataram três casos de suspeita de placenta acreta tratados de forma conservadora com tratamento com metotrexato. [34]Em dois dos três casos, foi possível a preservação do útero. No entanto, a utilização de metotrexato não impediu a hemorragia tardia. Foram registados pelo menos dois casos de insucesso do tratamento conservador da placenta acreta com metotrexato. Não existem grandes estudos que comparem o metotrexato com a ausência de metotrexato no tratamento da placenta acreta. Por conseguinte, atualmente, não existem provas convincentes a favor ou contra a utilização de metotrexato no tratamento da placenta acreta.

O tratamento ideal deve envolver uma abordagem multidisciplinar, incluindo obstetras seniores, anestesistas seniores, um neonatologista, um urologista, um cirurgião vascular, um radiologista de intervenção e um especialista em bancos de sangue. Foram relatados muitos casos que merecem um tratamento conservador não cirúrgico com resultados favoráveis. Estas estratégias têm sido utilizadas para evitar a histerectomia periparto e preservar a fertilidade.

A chave para o sucesso de uma intervenção não cirúrgica reside, em grande medida, num diagnóstico precoce. Um dos aspectos mais importantes é não perturbar a placenta. Se houver uma forte suspeita de acretismo, a não ser que a placenta possa ser removida com um mínimo de esforço e se possa encontrar facilmente um plano de clivagem, não devem ser feitas mais tentativas para a remover. Desta forma, a zona de fusão entre a placenta e o miométrio não é perturbada. A hemorragia deve ser mínima. O cordão umbilical pode ser cortado e a placenta deixada intacta.

A placentação anormal e as suas variantes são condições potencialmente fatais cuja incidência se estima estar a aumentar. O tratamento eficaz é essencial para reduzir a mortalidade e a morbilidade. Os resultados óptimos dependem do diagnóstico pré-natal e do tratamento adequado no momento do parto.

CAPÍTULO 5 - CONCLUSÃO

Cirurgia anterior, idade materna avançada e curetagem uterina são factores de risco associados a PPROM e PAD. O aumento da incidência destes factores de risco é suscetível de contribuir para o aumento do número de gravidezes complicadas por PPROM e PAD. Este facto está associado a um aumento da morbilidade e da mortalidade. A monitorização cuidadosa e a utilização de boas modalidades de diagnóstico são imperativas para diagnosticar estas doentes antes do nascimento e tratá-las a tempo de reduzir as complicações maternas e fetais.

Este estudo realçou o facto de a placenta prévia com aderência mórbida (PPAM) estar associada a vários resultados maternos e fetais adversos. Por conseguinte, é vantajoso que uma equipa multidisciplinar, incluindo um obstetra de alto risco experiente, um anestesista de alto risco, um neonatologista, um urologista, etc., esteja envolvida na gestão da PAMP,

Um serviço de radiologia de intervenção, um serviço de medicina materno-fetal e um serviço de banco de sangue devem ser criados para antecipar as complicações associadas a esta condição perigosa.

Esta análise retrospetiva e a revisão de outra literatura local e internacional mostram que a ecografia é a modalidade de diagnóstico por imagem mais fiável. Tem melhor especificidade e precisão. É económica, facilmente acessível e prática em locais com recursos limitados.

CAPÍTULO 6 - LIMITAÇÕES DO ESTUDO

Este estudo retrospetivo dos ficheiros tem várias limitações. As modalidades de imagem utilizadas incluíram a ecografia e a ressonância magnética durante um período de cinco anos para a maioria das doentes, o que significa que a fiabilidade destas técnicas pode ter dependido das qualificações e competências do utilizador. Todos os exames de ultrassom foram limitados a ultrassom transabdominal e não foi feita nenhuma comparação com ultrassom transvaginal.

REFERÊNCIAS

1. [th]Berek J.S.: Novak's Gynaecology, 13 edn: Lippincott Williams and Wilkins
2. Oyelese, Yinka e Smulian, J. C. - Placenta prévia, placenta acreta e vasa prévia. Obstet Gynecol 2006; 107: 927 - 941
3. Ko P.: Placenta Praevia , E.Medicine (2007)
4. Serena Wu, Kocherginsky M, Hibbard J.V : Abnormal Placentation : Twenty year analysis, AJOG (2005) 192 : 1458 - 61
5. Bhide, Amor T. Basky. 2004 Avanços recentes no tratamento da placenta prévia. Opinião atual. Obstet Gynecol 2004; 16 : 447 - 451
6. Cunningham F.G. , Gant N.F. , Leveno K.J. , Gilstrop L.C. [st], Hauth J.C., Wenstrom K.D. : Williams obstetrics, 21 edn. Boston : McGraw- Hill
7. Imudia A.N. Awonuga A.O. , Dbouk T. Kumar S. , Cordoba M.I. , Diamond M.P. , Bahado - Singh R.O. 2009: Incidência, tendências, factores de risco, indicações e complicações associadas à histerectomia por cesariana: uma experiência de 17 anos de uma única instituição. Arch Gynecol and Obstets
8. WSikipedia 2008, consultado na Internet via google - 17/07/2008
9. Mehboob Razia , Ahmed Nazir. Department of Obstetrics and Gynaecology, Nishtar Hospital, Mullen: Fetal outcome in major degree placenta previa. J. Med. Res ; Vol 42 No 1, 2003
10. James D.K. Steer R.J. , Weiner C.P. [nd]Gonik B: High risk pregnancy - Management options, 2 edition. Londres: Saunders W.B.
11. Baughman W.C., Corterville J.E., Shah R.R.,:Placenta acrete: Spectrum of US and MR imaging findings: Radiographics 2008; 28: 1905-1916

12. Mazouni C, Gorincour G, Johan V, And Bretelle F : Placenta Praevia - A Review of current advances in prenatal diagnosis. Placenta 2007; 28: 599 - 603

13. Sekizowa A., Yokokawa K. Avaliação da transferência bidirecional de ADN plasmático através da placenta. Human Genetics 2003 ; 113 : 307 - 310

14. O' Brien J.M, Barton J.R, Donaldson E.S : The management of placenta percreta: Conservative and operative strategies. American Journal of Obstetrics and Gynaecology 1996: 175: 1632 - 1638

15. Kupferminc M.J, Tamura R.K, Wigton T.R, Glossenberg R., Socol M.L : Placenta acreat is associated with elevated maternal serum alpha-fetoprotein : Obstet. Gynaecology 1993; 82: 266 - 269

16. Zelop C. Nadel A., Frigoletto Jr. F.D, Pauker S., Macmillan M., Benacerraf B.R : Placenta accreta / percreta / increta : uma causa de elevação da alfa-fetoproteína sérica materna . Obstet. Ginecologia 1992; 80: 693 - 694

17. Abramowicz J.S. , Sheiner E. 2007 In utero imaging of the placenta: Importance for diagnosis of pregnancy. Placenta 2007 ; 28 : S14 - S22

18. Comstock C.H, Lee W., Vettrainol M., Bronsteen R.A : A aparência ultra-sonográfica precoce da placenta acreta. Journal of Ultrasound Medicine 2003; 22: 19 - 23

19. Palacios Jaraquemada J.M , Bruno C.H, : Magnetic resonance imaging in 300 cases of placenta accreta: Surgical correlations of new findings. Ata Obstet. Gynaecol. Scandinavia 2005; 84: 716 - 724

20. Powell M.C., Worthington B.S., Magnetic Resonance Imaging in Obstetrics and Gynaecology (Imagens de Ressonância Magnética em Obstetrícia e Ginecologia). Malcolm E. Symmonds 1994. Jordan Hall, Oxford; 97-104

21. Moodley J. , Ngambu N.F. , Corr P. 2004 Imaging techniques to identify morbidly adherent

placenta previa: a prospective study. Journal of Obstet and Gynae (Out 2004) Vol 24, No 7, 742 - 749

22. Sinha P. Kuroba N. 2008 Antepartum haemorrhage: An update. J. Obstet. Gynecol 2008; 28(4): 377 - 381

23. [rd]Callen P.W.: Ultrasonography in Obstetrics and Gynaecology 3 Edition. W.B Saunders Company 1994: 445 - 453

24. Armstrong C.A, Herching S., Dickinson J.E : Aspectos clínicos e tratamento conservador da placenta acreta. The Obstetrician and Gynaecologist (2004); 6:132-137

25. Arulkumaran S. , Ng C.s, Ingermarsson I., Ratnam S.S ; Medical treatment of Placenta Accreta with Methotrexate ; Ata Obstet. Gynaecol. Scandinavia 1986; 65: 285 - 286

26. Mussalli G.M, Shah J., Berak D.J, Elimian A., Tejani N., Manning F.A : Apresentação de um caso clínico perinatal/ neonatal. Placenta acreta e terapia com metotrexato: três relatos de casos; Journal of Perinatology 2000; 5 : 331 - 334

27. Eller A. Porter T. , Suisson P. and Silver R. 2009 Optimal management strategies for placenta accreta. BJOG 2009

28. Kim J.A., Narra V.R. 2004: Imagens de ressonância magnética com imagens verdadeiramente rápidas com precessão de estado estacionário e sequências turbo spin-eco de disparo único de aquisição de half-fourier em casos de suspeita de placenta acreta. Ata Radiology 2004; 45: 692698

29. [rd]Maldjian C., adam R., Pelosi M., Pelosi 3 M, Rudelli R.D, Maldlian J., Mri appearance of placenta percreta and placenta accrete. Magnetic resonance Imaging . 1997 ; 17 : 965 - 971

30. RCOG. Placenta prévia e placenta prévia acreta: Directrizes para o diagnóstico e tratamento. N.º 27, revisto em outubro de 2005

31. Thia E.W.H, Tan L.K, Devendra K., Yong T.T, Tan H.K, Ho T.H : Lições aprendidas com duas

mulheres com MAP, uma revisão da literatura , Anals Academy of Medicine Singapore ;36 : 298 - 303

32. Mekkowi S. : The Diagnosis and Management of Placenta Praevia , AJOG(2006) ; 3 : 59 - 61

33. Thia E.W.H, Lee S.L, Tan H.K, Tan L.K, Ultrasonographical Features of morbidly adherent placentas. Singapore Med J.(2007); 48(9): 799 - 802

34. Ophir E., Singer-Jordan J., Odeh M, Hirch Y., Moksimovsky O., Shaider O., Yury S., Solt L., Bernstein J., : Abnormal placental invasion - A new approach to treatment: Case Report and Review. Obstetrical and Gynaecological Survey (2009) ; 64(12) : 811-822

35. Rosenberg T., Pariente G., Sergiento R., Wizmitzer A., Sheiner E., Análise Crítica dos Factores de Risco e Resultados da Placenta Praevia; Arch Gynaecology and Obstetrics 2010

36. Ghourab S., Third Trimester Trans-vaginal ultrasonography in Placenta Praevia: A forma da borda inferior da placenta prediz o resultado clínico? Ultrasong Obstet. Gynaecol, 2001; 18: 103 - 108

37. Usta I.M, Hobeika E.M, Musa A.A, Gabriel G.E, Nassor A.H, Placenta praevia - accrete: Risk Factors and Complications, American Journal of Obstetrics and Gynaecology 2005; 193: 1045 - 1049

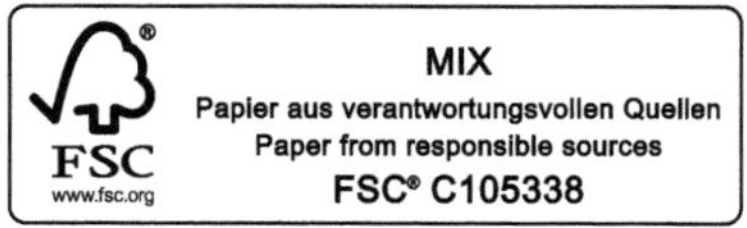

Printed by Books on Demand GmbH, Norderstedt / Germany